Hèla Ben Jmaà
Mariam Dammak
Sirine Frikha

Tratamento cirúrgico da estenose carotídea ateromatosa

Hèla Ben Jmaà
Mariam Dammak
Sirine Frikha

Tratamento cirúrgico da estenose carotídea ateromatosa

ScienciaScripts

Cover image: www.ingimage.com

This book is a translation from the original published under ISBN 978-620-6-71515-3.

Publisher:
Sciencia Scripts
is a trademark of
Dodo Books Indian Ocean Ltd. and OmniScriptum S.R.L publishing group

120 High Road, East Finchley, London, N2 9ED, United Kingdom
Str. Armeneasca 28/1, office 1, Chisinau MD-2012, Republic of Moldova, Europe
Printed at: see last page
ISBN: 978-620-7-78895-8

TRATAMENTO CIRÚRGICO DA ESTENOSE CAROTÍDEA ATEROMATOSA

I- INTRODUÇÃO

O AVC é a principal causa de incapacidade adquirida em adultos e a segunda principal causa de morte e demência na Tunísia.

O conhecimento dos mecanismos fisiopatológicos e das principais etiologias do AVC é essencial para garantir um tratamento adequado.

Os AVC isquémicos resultam da obstrução de uma artéria cerebral por um coágulo sanguíneo e constituem a maioria dos AVC (cerca de 87%) (1,2).

De acordo com as classificações ASCOD e TOAST, a aterosclerose das grandes artérias é uma das principais causas de AVC isquémico, com uma prevalência estimada em 20%. As lesões ateromatosas das artérias destinadas ao cérebro podem conduzir progressivamente a estenoses hemodinamicamente significativas, sendo a artéria carótida interna e a bifurcação carotídea os locais preferenciais (3).

O tratamento terapêutico destas lesões ateromatosas estenosantes baseia-se no tratamento médico, com ou sem tratamento cirúrgico ou endovascular.

A endarterectomia carotídea (CEA) continua a ser atualmente o padrão de excelência para a revascularização da artéria carótida interna (4).

As indicações para a cirurgia carotídea dependem do grau de estenose e do facto de a lesão ser ou não sintomática, tendo em conta os resultados de ensaios aleatórios (NASCET, ACAS, ECST).

No entanto, a cirurgia carotídea, que tem um carácter essencialmente preventivo, não está isenta de riscos de excesso de mortalidade e de complicações pós-operatórias.

Os debates actuais centram-se na avaliação pré-operatória dos doentes, na escolha da técnica cirúrgica adequada e no acompanhamento rigoroso dos doentes durante e após a operação.

II- EPIDEMIOLOGIA

1- Frequência :

Tabela I: Número de estenoses carotídeas na literatura:

Autores	Força de trabalho	Período
Archie (5)	1360	1983-1998
Ohara (6)	3360	1989-1999
P Garvin (7)	2331	2004-2017
M Meller (8)	718	2007-2013
J Sun (9)	547	2011-2017

2- Idade e género :

A predominância do sexo masculino é salientada por todas as séries da literatura. Os pacientes sintomáticos são predominantemente do sexo masculino. Por outro lado, o sexo feminino tem maior probabilidade de ser encontrado em doentes assintomáticos.

Tabela II: Características da população de acordo com a literatura:

Autores	Força de trabalho	Idade média/mediana	Percentagem de homens	Percentagem de mulheres
Archie (5)	1360	67 anos de idade	56%	44%
P Garvin (3)	2331	70,7 anos de idade	62,8%	37,2%
M Meller (8)	718	72 anos de idade	62,2%	37,8%

3- Factores de risco cardiovascular :

1- Hipertensão :

A pressão arterial elevada (hipertensão) é o fator de risco cardiovascular mais importante, pois as lesões ateromatosas são favorecidas por uma pressão arterial desequilibrada. Uma tensão arterial excessiva provoca o espessamento e o endurecimento das artérias, o que contribui para o desenvolvimento da aterosclerose, nomeadamente nas artérias que irrigam o cérebro. De acordo com o estudo de Framingham (10), o risco de acidente vascular cerebral é 9 vezes superior nos homens e 4 vezes superior nas mulheres hipertensas. O risco de mortalidade é igualmente elevado (11). O rastreio e o controlo da hipertensão são essenciais. Estão atualmente disponíveis novos biomarcadores para prever o risco subsequente de desenvolvimento de lesões ateroscleróticas em doentes hipertensos, o que poderia ser um bom marcador para a prevenção da estenose carotídea (12).

2- Diabetes :

A diabetes é um segundo grande fator de risco para a aterosclerose.

A diabetes crónica e mal controlada contribui para a manutenção da aterogénese através da glicação das lipoproteínas (13). Parece também que a adesão de factores quimiotácticos e pró-inflamatórios às células endoteliais está aumentada nos diabéticos. Este facto explica a prevalência de lesões ateromatosas nesta categoria de doentes. A mortalidade cardiovascular é também 4 vezes mais elevada nos doentes diabéticos do que nos doentes não diabéticos (14). O controlo rigoroso da diabetes e dos factores de risco cardiovascular associados é essencial para garantir uma melhor prevenção.

3- Tabaco :

O tabagismo é um grave problema de saúde pública. O risco cardiovascular causado pelo tabagismo é proporcional ao tempo e à quantidade de tabaco que se fuma diariamente, estando associado a alterações dos níveis lipídicos, à redução da fibrinólise e a alterações das estruturas endoteliais e plaquetárias (15).

4- Dislipidemia :

A hiperlipidemia desempenha um papel importante na manutenção do stress oxidativo, da inflamação e da disfunção endotelial. (16) Na patologia carotídea, são sobretudo os níveis de colesterol total e de colesterol HDL que contribuem para a manutenção da aterosclerose nas artérias cerebrais (17).

III-MANIFESTAÇÕES CLÍNICAS DA ESTENOSE CAROTÍDEA: 1-CIRCUNSTÂNCIAS DA DESCOBERTA

1- Doentes sintomáticos :

A estenose sintomática está associada a um risco significativo de AVC. Este risco é particularmente elevado nos dias ou semanas após o primeiro enfarte (18).

É importante identificar as circunstâncias em que se desenvolve a estenose carotídea sintomática, de modo a orientar o curso de ação diagnóstica e terapêutica. Os sintomas podem ser neurológicos, sugerindo o diagnóstico de AVC isquémico ou ataque isquémico transitório (AIT) sistematizado no território carotídeo. Os sintomas podem ser isolados ou associados, resultando num polimorfismo clínico. A atribuição destes eventos neurológicos à aterosclerose é mais fortemente sugerida se o indivíduo for idoso e na presença de um ou mais factores de risco cardiovascular.

2- Doentes assintomáticos :

Neste grupo incluem-se os doentes sem sintomas neurológicos sugestivos de AVC carotídeo ou com sintomas clínicos sugestivos de lesão neurológica sugestiva de território vertebro-basilar (cefaleias, vertigens, vómitos, etc.).

A prevalência da estenose carotídea assintomática é apenas muito imperfeitamente conhecida. O aumento desta prevalência é condicionado pela presença de factores de risco cardiovascular e de outras localizações ateromatosas (19).

Um estudo efectuado por Pujia A et al (20), incluindo pacientes aparentemente saudáveis da população em geral, mostrou que a prevalência e a gravidade da doença carotídea aumentavam com a idade, particularmente entre as décadas de [65-74] e [75-84].

As recomendações actuais da Sociedade Europeia de Cardiologia (ESC) desaconselham o rastreio sistemático de lesões carotídeas assintomáticas na população em geral (21).

Esta abordagem tem interesse em doentes com múltiplos factores de risco cardiovascular, a fim de reduzir o risco subsequente de morbilidade e mortalidade. Em França, o rastreio é recomendado principalmente para os doentes com doença arterial coronária ou doença arterial obliterativa dos membros inferiores (22). Na prática atual, a exploração das artérias carótidas num doente assintomático com factores de risco cardiovascular é recomendada em três circunstâncias essenciais:

- ✓ Rastreio sistemático de doentes com doença arterial ou doença coronária.
- ✓ O exame clínico revela um sopro cervical.
- ✓ Avaliação pré-operatória para cirurgia de coração aberto.

2- Exame clínico :

A avaliação clínica dos doentes com estenose carotídea, nomeadamente nos domínios cardiovascular e neurológico, é essencial.

Os sopros carotídeos são importantes para o exame. A sua presença está correlacionada com a existência de estenose carotídea, sem prejuízo da sua gravidade (23). Os sopros cardíacos também devem ser procurados, uma vez que podem indicar uma patologia cardíaca subjacente. O exame neurológico faz parte da avaliação pré-operatória dos doentes. A presença de défices neurológicos é uma indicação da topografia e extensão das lesões isquémicas.

IV- AVALIAÇÃO DA ESTENOSE CAROTÍDEA

No final da investigação epidemiológica e clínica, a suspeita de uma estenose carotídea de origem aterosclerótica requer exames complementares.

Outrora o padrão de ouro, a angiografia invasiva das artérias carótidas está agora a ser abandonada em favor do desenvolvimento de novos equipamentos e técnicas.

A imagiologia vascular não invasiva tem desempenhado um papel importante nos últimos anos, permitindo estudar a qualidade das artérias carótidas e estimar o grau de estenose.

1- Ecografia Doppler dos troncos supra-aórticos :

A ultrassonografia Doppler dos troncos supra-aórticos (TSA) é um exame simples, barato e reprodutível. A sua facilidade de acesso e simplicidade fazem com que seja amplamente utilizado como exame de primeira linha. É o único exame que fornece dados morfológicos e velocimétricos (24). A ecografia Doppler pode ser utilizada para estudar a morfologia da placa responsável pela estenose e a qualidade das paredes a montante e a jusante da estenose. A descrição morfológica da ecoestrutura da placa inclui: ecogenicidade, textura, tamanho e superfície.

O estudo velocimétrico ou análise da velocidade baseia-se no registo da velocidade de pico e da velocidade diastólica final no local da estenose em cada artéria, incluindo as artérias carótidas interna, externa e comum. Uma velocidade sistólica de pico superior a 200 cm por segundo indica geralmente uma estenose de 50% ou mais (23). A combinação de dados morfológicos e velocimétricos permite quantificar as estenoses da artéria carótida interna e avaliar o seu impacto (25) (Figuras 1 e 2).

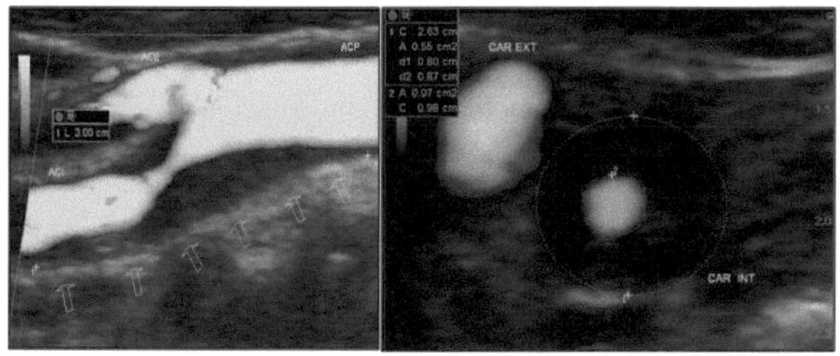

Figuras 1 e 2: Visualização de um estreitamento da artéria carótida interna na ecografia Doppler.

Estima-se que a ultrassonografia Doppler de ASD tenha uma sensibilidade entre 90 e 95%, com uma especificidade entre 80 e 96% (26).

No pós-operatório, a ecografia Doppler é também o exame de eleição para a monitorização e vigilância radiológica do risco de trombose ou de reestenose ateromatosa da artéria carótida interna operada e da artéria contralateral.

Os limites deste exame são a sua natureza operador-dependente, a existência de calcificações arteriais, alças, plicaturas e bolbos situados em locais elevados que podem constituir uma zona de sombra na ecografia e dificultar a visualização do lúmen arterial. A ecografia Doppler dos troncos supra-aórticos não permite a exploração dos eixos intracranianos. Algumas equipas complementam a exploração ecográfica com Doppler transcraniano, que permite avaliar o impacto a jusante da estenose carotídea extracraniana e avaliar a qualidade do bypass intracraniano (27).

Atualmente, seria aconselhável a realização de duas explorações dos troncos supra-aórticos, com resultados congruentes, antes de qualquer intervenção cirúrgica ou endovascular para estenose carotídea. Alguns estudos sugerem que a ecografia com Doppler deve ser um dos exames obrigatórios entre os dois acima referidos (28).

2- Angioscan helicoidal dos troncos supra-aórticos:

O angioscanner helicoidal é uma técnica não invasiva e fiável, que permite a reconstrução tridimensional dos eixos carotídeos, o estudo do lúmen e da parede arterial e da placa aterosclerótica (29). O angioscan é considerado o exame de eleição. Tem a vantagem de proporcionar a melhor visão possível da bifurcação carotídea. O diagnóstico de estenose pseudo-oclusiva parece ser particularmente fiável com esta técnica (22). Os resultados do angioscan são consistentes com a angiografia intra-arterial em mais de 90% dos casos (30). A sua sensibilidade para avaliar o grau de estenose varia de 70 a 100% e a sua especificidade varia de 95 a 100%, para estenoses superiores a 70% (31) (Figura 3).

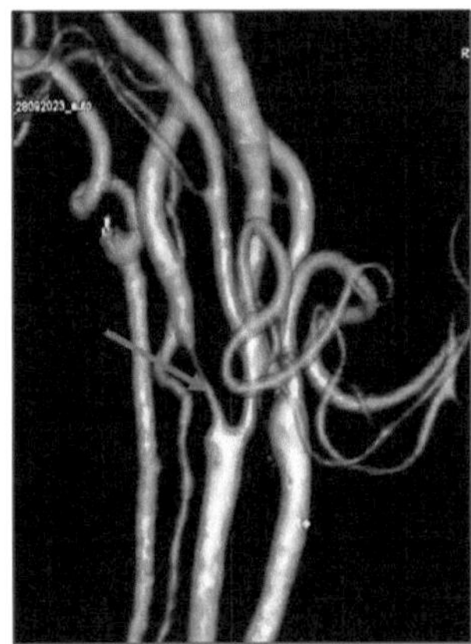

Figura 3: Estenose hiperestática da artéria carótida interna direita.

Para além disso, a informação recolhida durante este exame é morfológica e não dinâmica, o que impossibilita o estudo do fluxo arterial. A existência de calcificações arteriais é também uma limitação deste exame, dificultando a análise do lúmen de contacto (32). Não deve ser utilizado em doentes com insuficiência renal aguda ou crónica, ou que sejam alérgicos ao meio de contraste.

3- Angiografia por ressonância magnética (ARM) :

A angiografia por ressonância magnética oferece a vantagem de visualizar a lesão ateromatosa, a árvore arterial, extra e intracraniana, na sua totalidade, bem como o estado do parênquima cerebral com muito maior precisão do que a TC cerebral. A análise pormenorizada das características da placa carotídea é também possível através da ressonância magnética (Figura 4).

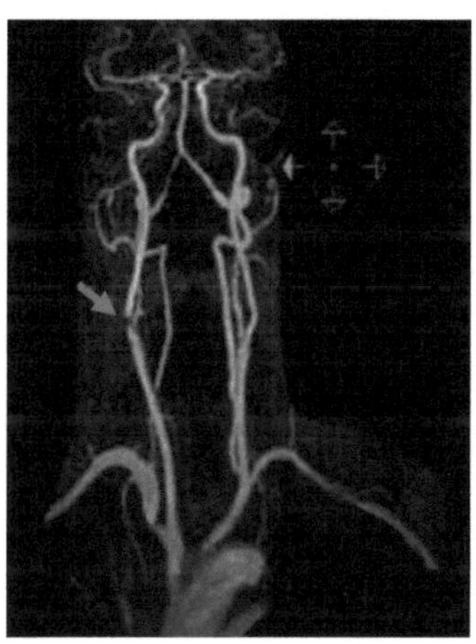

Figura 4: Reconstrução tridimensional dos troncos supra-aórticos mostrando estenose do bulbo carotídeo direito (seta) (33).

As estenoses graves (>70%) são detectadas com uma sensibilidade e especificidade superiores a 85% quando este teste é realizado isoladamente, e com uma sensibilidade e especificidade superiores a 95% quando é combinado com a ecografia Doppler (34).

Estudos têm comparado os resultados da ARM com a análise patológica de peças de endarterectomia e têm demonstrado a fiabilidade deste exame no estudo do componente fibroso e lipídico da placa e na deteção de zonas hemorrágicas intra-placa, consideradas como critérios de avaliação do risco de embolia da lesão carotídea. Naturalmente, isto depende do desempenho dos aparelhos de RM disponíveis, que não são todos igualmente eficazes em todos os centros (35). No entanto, as limitações da ARM resumem-se essencialmente à sua tendência para sobrestimar o grau de estenose, o que pode levar a dois tipos de erro

: (36, 37).

- Ou considerar que uma estenose é potencialmente operável quando o seu grau real é inferior ao limiar aceite para intervenção.
- Ou fazer o diagnóstico de oclusão quando existe uma estenose pseudo-oclusiva com fluxo a jusante muito lento (Figura 5).

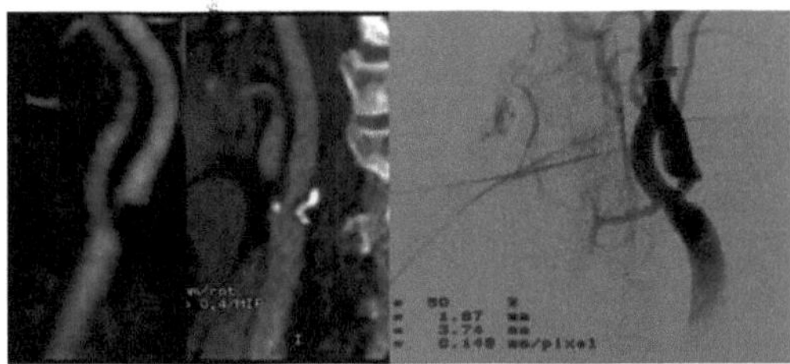

Figura 5: Exemplo de sobrestimação da ASD na ARM de uma estenose da bifurcação carotídea, sobrestimada em mais de 70%, e medindo efetivamente 50% na angiografia-CT e na arteriografia (37).

As contra-indicações (pacemaker, claustrofobia, corpo estranho metálico, etc.) podem também limitar a sua utilização.

4- Arteriografia dos troncos supra-aórticos :

Este exame, que era o Gold Standard, permite estudar os vasos destinados ao cérebro desde o arco aórtico até aos ramos intracranianos terminais, avaliar a circulação colateral e avaliar o aspeto da placa de ateroma e a regularidade da sua superfície (33) (Figura 6).

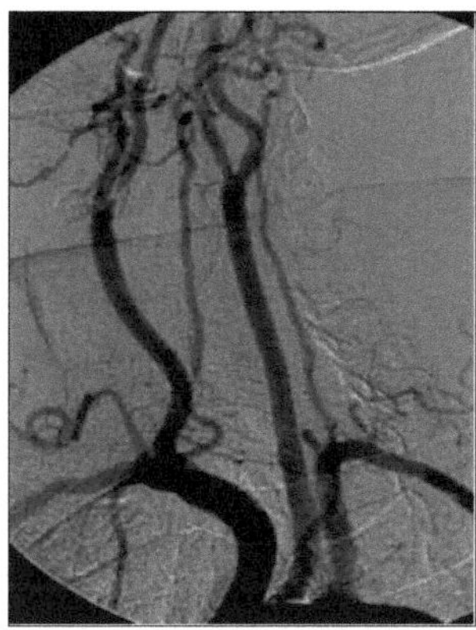

Figura 6: Angiografia dos troncos supra-aórticos mostrando estenose calcificada apertada da origem da artéria carótida interna direita (seta) (33).

Nos dois grandes estudos aleatórios (NASCET e ECST), a angiografia deu um contributo essencial para a quantificação do grau de estenose carotídea através da análise de duas vistas perpendiculares.

A estenose foi quantificada na angiografia, na incidência em que se encontrava mais apertada. O diâmetro do canal circulante foi relacionado a dois denominadores: o diâmetro da artéria carótida interna sadia a jusante da estenose para o método americano (38), e o bulbo carotídeo total obtido por reconstrução para o método europeu (39) (Figura 7).

Daqui resulta que as estenoses incluídas no NASCET eram anatomicamente menos apertadas do que as incluídas no ECST: uma estenose de 70% no NASCET correspondia a aproximadamente 82% no ECST. Atualmente, a quantificação recomendada para a avaliação da estenose carotídea é a quantificação NASCET (40).

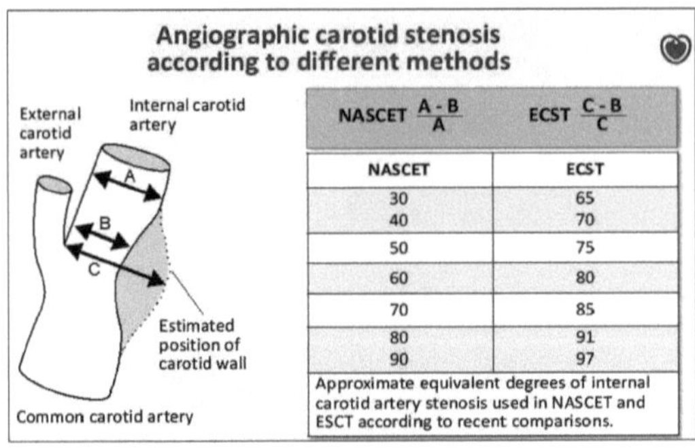

Figura 7: Avaliação dos graus de estenose com base na angiografia de acordo com o NASCET e o ECST (40).

Os inconvenientes da angiografia, que limitaram a sua utilização nos últimos anos, são o seu carácter invasivo, que expõe os doentes a um risco elevado de complicações vasculares ligadas, nomeadamente, à zona de punção arterial (hemorragia, hematoma, isquémia aguda), e de complicações neurológicas ligadas à migração de êmbolos calcários. As complicações neurológicas foram demonstradas no estudo ACAS, onde a taxa destas complicações foi elevada, 1,2%, ou seja, metade da taxa cumulativa de morbilidade e mortalidade a 30 dias (2,3%) (41). A utilização desta técnica em pacientes que estão a ser considerados para cirurgia pode, portanto, levar a um aumento adicional da mortalidade intra e pós-operatória.

5- Imagiologia cerebral :

A imagiologia cerebral por TC ou RMN é um exame fundamental para a avaliação do parênquima cerebral. A imagiologia cerebral confirma a presença de um acidente vascular cerebral, especificando se é isquémico ou hemorrágico e a zona do cérebro afetada. Também pode ser utilizada para avaliar a extensão e a gravidade das lesões. A imagiologia cerebral é preferida em doentes sintomáticos com um quadro neurológico sugestivo. Algumas equipas realizam sistematicamente exames cerebrais pré-operatórios, em doentes assintomáticos, para detetar lesões cerebrais silenciosas (42).

V-INDICAÇÕES PARA A ENDARTERECTOMIA CAROTÍDEA

O papel da endarterectomia carotídea no tratamento da estenose ateromatosa está bem codificado. Consiste em prevenir o risco de enfarte cerebral subsequente em casos de estenose carotídea significativa (43). A revascularização eficaz e optimizada da estenose carotídea reduz o risco de AVC em doentes assintomáticos em prevenção primária e em doentes sintomáticos em prevenção secundária. Estes estudos compararam, após aleatorização, o risco de eventos neurológicos e/ou morte em doentes com estenose carotídea, tratados apenas com tratamento médico ou com tratamento médico combinado com tratamento cirúrgico. Vários estudos concluíram que o tratamento cirúrgico, combinado com um tratamento médico bem gerido, é de extrema importância.

1- Doentes sintomáticos :

1- Estudo NASCET (North American Symptomatic Carotid Endarterectomy) : No estudo americano NASCET (44), foram incluídos os doentes sintomáticos com menos de 80 anos que tinham sofrido um acidente vascular cerebral isquémico hemisférico ou retiniano nos 120 dias anteriores, associado a uma estenose carotídea homolateral de grau entre 30 e 99%. Foram excluídos deste estudo os doentes com estenose do sifão carotídeo homolateral de grau superior ou igual à estenose proximal e os doentes de alto risco cirúrgico. As equipas cirúrgicas que participaram no estudo foram seleccionadas com base numa taxa cumulativa de morbilidade-mortalidade inferior a 6%. A aleatorização consistiu em cirurgia combinada com tratamento médico (grupo cirúrgico) ou apenas tratamento médico (grupo médico). Os resultados do estudo foram os seguintes:

✓ Para estenoses ≥ 70% :

o Os resultados aos dois anos para os 659 doentes mostraram que a taxa cumulativa de AVC ipsilateral foi de 26% no grupo médico contra 9% no grupo cirúrgico (P<0,001), correspondendo a uma redução do risco de AVC aos 2 anos de 17% em termos absolutos e 65% em termos relativos (39).

o A mortalidade global foi de 5,5%, 6,3% no grupo não operado e 4,6% no grupo operado. A diferença não foi significativa.

✓ Para estenoses entre 50 e 69% :

o Os resultados do estudo NASCET, publicados aos 5 anos (44), mostraram que a cirurgia não era benéfica para certos subgrupos, nomeadamente as mulheres e os sinais da retina.

o A taxa de acidente vascular cerebral homolateral após 5 anos de seguimento foi de 15,7% no grupo cirúrgico em comparação com 22,2% no grupo médico.

✓ Para estenoses <50%: os resultados dos dois grupos foram equivalentes. 2- European Carotid Surgery Trial (ECST):

O estudo europeu incluiu doentes sintomáticos com AVC isquémico hemisférico ou da retina, sem limite de idade. O evento isquémico tinha menos de 6 meses e estava relacionado com uma estenose carotídea homolateral de 99% ou menos (45, 46).

A aleatorização envolveu cirurgia combinada com tratamento médico ou apenas tratamento médico. Qualquer acidente vascular cerebral pós-operatório com duração superior a 7 dias foi tido em conta.

Os resultados deste estudo mostraram :

✓ Para estenoses ≥ 70% (39):

o A taxa cumulativa de AVC homolateral aos 3 anos foi de 16,8% no grupo médico e de 2,8% no grupo cirúrgico. A redução do risco absoluto foi, portanto, de 14% e do risco relativo de 85%.

o A redução combinada do risco de AVC e morte pós-operatória foi de 6,5% como risco absoluto e 39% como risco relativo no grupo cirúrgico em comparação com o grupo médico.

o A diferença na mortalidade global entre os dois grupos não foi significativa.

✓ Para estenoses entre 30 e 69% (39, 46):

o A taxa de sobrevivência global não foi estatisticamente diferente entre os grupos cirúrgico e médico.

✓ Para estenoses < 30% (45) :

o A taxa de AVC foi de 0,4% por ano. O risco de morte e de AVC pós-operatório foi de 4,6%, e não houve diferença significativa na taxa de mortalidade global entre o grupo cirúrgico e o grupo médico. Por conseguinte, não houve benefício da cirurgia.

Em termos de tempo até ao início dos eventos vasculares, o risco de morte ou de acidente vascular cerebral grave foi estatisticamente mais elevado: (45)

✓ Durante o período entre 0 e 2,3 anos de seguimento, para estenoses entre 50 e 69%.

✓ Durante o período entre 0 e 3,4 anos de seguimento, para estenoses entre 30 e 49%.

✓ Para além destes tempos de seguimento, o risco de morte ou de AVC não diferiu significativamente entre os grupos médico e cirúrgico, independentemente do grau de estenose.

2- Doentes assintomáticos :

1- ACAS (Asymptomatic Carotid Atherosclerosis Study) :

O estudo ACAS (47) incluiu doentes com idades compreendidas entre os 40 e os 79 anos, com baixo risco cirúrgico e com estenoses ≥ 60%, que foram divididos aleatoriamente em dois grupos: um grupo médico e um grupo cirúrgico. Os graus de estenose foram medidos por ecografia Doppler e pletismografia. A angiografia foi efectuada apenas no grupo cirúrgico. A taxa de morbilidade e mortalidade peri-operatória foi de 2,3%, incluindo complicações da arteriografia (1,2%). A morbilidade e a mortalidade foram significativamente mais elevadas nos casos de AVC isquémico prévio ou de estenose contralateral superior a 60%.

Os resultados a 5 anos mostraram que :

✓ O risco de enfarte cerebral homolateral à estenose foi de 2,2% por ano.

✓ O risco de acidente vascular cerebral e morte foi de 11% no grupo médico, em comparação com 5,1% no grupo cirúrgico.

✓ A redução do risco relativo foi de 53% e a redução do risco absoluto foi de 5,9%, ou 1,2% por ano.

✓ O benefício da cirurgia só se tornou evidente 3 anos após a operação. Este benefício não aumentou com o grau de estenose.

✓ O benefício da cirurgia não foi significativo para os AVC incapacitantes ou para a mortalidade. Foi significativo para todos os AITs e enfartes homolaterais.

2- ACST (Asymptomatic Carotid Surgery Trial) :

Este estudo (48) incluiu doentes assintomáticos há pelo menos 6 meses e com estenoses carotídeas ≥ 60% diagnosticadas por ecografia Doppler. Foram excluídos os doentes com antecedentes de endarterectomia homolateral, os que apresentavam risco operatório elevado em relação a enfarte recente ou doença cardíaca emboligénica e os que apresentavam outra comorbilidade major ameaçadora. Os doentes foram classificados em quatro grupos, de acordo com o grau de estenose estabelecido por ecografia Doppler: 60%, 70%, 80% e 90%. A angiografia não foi necessária. Este estudo mostrou que :

✓ O risco de acidente vascular cerebral foi de 6% no grupo da endarterectomia imediata em comparação com 12% no grupo da endarterectomia tardia.

✓ O benefício da cirurgia foi o facto de os AVC incapacitantes terem sido reduzidos para metade.

✓ O benefício foi significativo tanto para homens como para mulheres com menos de 65 anos, e entre 65 e 74 anos para estenoses de 70%, 80% e 90% (48).

Este estudo confirma, portanto, o benefício da cirurgia carotídea para as estenoses assintomáticas superiores a 70%, associada a um tratamento optimizado dos factores de risco vascular.

3- Indicações actuais para a endarterectomia carotídea :

Várias recomendações com um elevado nível de evidência foram propostas por autoridades competentes, incluindo: American Heart Association, American Stroke Association (2006), Haute Autorité de Santé Française (2007), European Society for Vascular Surgery (2009) e American Academy of Neurology (2013). As últimas recomendações, atualmente estabelecidas, foram registadas em 2017 pela Sociedade Europeia de Cardiologia (ESC), em colaboração com a Sociedade Europeia de Cirurgia Vascular (ESVS).

As recomendações do CES de 2017 referem que: (Figuras 8 e 9)

✓ Para doentes **assintomáticos :**

o A endarterectomia carotídea é recomendada em doentes que apresentam um risco cirúrgico médio com um grau de estenose entre 60

e 99% e na presença de características clínicas e/ou radiológicas associadas a um risco significativo de AVC isquémico ipsilateral à estenose, desde que a esperança de vida do doente seja superior a 5 anos e o risco de AVC ou morte aos 30 dias seja <3%.

o Se o risco cirúrgico for elevado, o stent carotídeo é a solução ideal.

Recommendations for management of asymptomatic carotid artery disease

Recommendations	Class[a]	Level[b]
In 'average surgical risk' patients with an asymptomatic 60–99% stenosis, CEA should be considered in the presence of clinical and/or more imaging characteristics[c] that may be associated with an increased risk of late ipsilateral stroke, provided documented perioperative stroke/death rates are <3% and the patient's life expectancy is > 5 years.[116]	IIa	B
In asymptomatic patients who have been deemed 'high risk for CEA'[d] and who have an asymptomatic 60–99% stenosis in the presence of clinical and/or imaging characteristics[c] that may be associated with an increased risk of late ipsilateral stroke, CAS should be considered, provided documented perioperative stroke/death rates are <3% and the patient's life expectancy is > 5 years.[135,136]	IIa	B
In 'average surgical risk' patients with an asymptomatic 60–99% stenosis in the presence of clinical and/or imaging characteristics[d] that may be associated with an increased risk of late ipsilateral stroke, CAS may be an alternative to CEA provided documented perioperative stroke/death rates are <3% and the patient's life expectancy is > 5 years.[110,129,132,137]	IIb	B

BP = blood pressure, CAS = carotid artery stenting, CEA = carotid endarterectomy.
[a]Class of recommendation.
[b]Level of evidence.
[c]See *Table 4* and Web Table 5.
[d]Age >80 years, clinically significant cardiac disease, severe pulmonary disease, contralateral internal carotid artery occlusion, contralateral recurrent laryngeal nerve palsy, previous radical neck surgery or radiotherapy and recurrent stenosis after CEA.

Figura 8: Recomendações europeias para a revascularização da estenose carotídea assintomática (21).

✓ Para doentes **sintomáticos**:

o Em caso de estenose entre 70 e 99%, recomenda-se a endarterectomia carotídea, desde que o risco de morbilidade e mortalidade seja baixo (<6%).

o No caso de estenoses entre 50 e 69%, a endarterectomia deve ser considerada se o risco de morbilidade e mortalidade for inferior a 6%.

o Nos casos de estenose entre 50 e 99% associada a um risco cirúrgico elevado, a colocação de stent carotídeo é recomendada se o risco de morbilidade e mortalidade for

< 6%.

o No caso de um risco cirúrgico médio, um stent carotídeo pode ser considerado se o risco de morbilidade e mortalidade for inferior a 6%.

o A revascularização não é recomendada se a estenose for <50%.

Recommendations on revascularization in patients with symptomatic carotid disease*

Recommendations	Class[a]	Level[b]
CEA is recommended in symptomatic patients with 70–99% carotid stenoses, provided the documented procedural death/stroke rate is < 6%.[138,147]	I	A
CEA should be considered in symptomatic patients with 50–69% carotid stenoses, provided the documented procedural death/stroke rate is < 6%.[138,147]	IIa	A
In recently symptomatic patients with a 50–99% stenosis who present with adverse anatomical features or medical comorbidities that are considered to make them 'high risk for CEA', CAS should be considered, provided the documented procedural death/stroke rate is < 6%.[135,145,152]	IIa	B
When revascularization is indicated in 'average surgical risk' patients with symptomatic carotid disease, CAS may be considered as an alternative to surgery, provided the documented procedural death/stroke rate is < 6%.[152,153]	IIb	B
When decided, it is recommended to perform revascularization of symptomatic 50–99% carotid stenoses as soon as possible, preferably within 14 days of symptom onset.[138,154,155]	I	A
Revascularization is not recommended in patients with a < 50% carotid stenosis.[138]	III	A

*Stroke or TIA occurring within 6 months.

Figura 9: Recomendações europeias para a revascularização da estenose carotídea sintomática (21).

VI- TEMPO ATÉ À ENDARTERECTOMIA

Existem três cenários possíveis:

- Cirurgia para doentes sintomáticos.

- Cirurgia em doentes assintomáticos.

- Cirurgia em casos de envolvimento bilateral da carótida.

1- Em doentes sintomáticos :

De acordo com as recomendações americanas e europeias, o risco final de um AVC isquémico constitutivo é maior nos 15 dias que se seguem ao primeiro episódio isquémico em doentes com estenose carotídea (49, 50).
Várias revisões baseadas nos dados do NASCET e do ECST (51, 52) mostraram que nestes dois grandes estudos, em doentes operados em tempos variáveis a partir do início dos últimos sintomas, a cirurgia carotídea era benéfica se realizada nas duas semanas seguintes ao evento neurológico. Esta hipótese foi inicialmente controversa. De facto, alguns estudos (52) concluíram, comparando grupos de doentes operados em tempos variáveis, que o melhor atraso cirúrgico seria igual a quatro semanas após o evento neurológico. Outro estudo de Fairhead JF et al (53), baseado em dados do NASCET, mostrou que a cirurgia precoce em doentes com estenose grave e AVC não incapacitante tinha o mesmo risco de morte e de AVC major no pós-operatório que a cirurgia tardia. De acordo com as últimas recomendações da ESC 2017 (21), a endarterectomia deve ser realizada num prazo máximo de 2 semanas após o evento isquémico, em doentes sintomáticos (Figura 10).

Recommendation 40	Class	Level
When revascularisation is considered appropriate in symptomatic patients with 50–99% stenoses, it is recommended that this be performed as soon as possible, preferably within 14 days of symptom onset	I	A
Recommendation 41		
Patients who are to undergo revascularisation within the first 14 days after onset of symptoms should undergo carotid endarterectomy, rather than carotid stenting	I	A

Figura 10: Tempo até à endarterectomia carotídea de acordo com as recomendações europeias (21).

A cirurgia pôde ser efectuada numa data posterior em três casos, em doentes :

✓ Sofrer de um acidente vascular cerebral incapacitante com uma pontuação de Rankin modificada >=3.

✓ Apresentar uma perturbação grave da consciência.

✓ Se a imagiologia cerebral revelar um acidente vascular cerebral extenso (mais de 30% do território da artéria cerebral média) ou uma hemorragia cerebral.

Nestes casos, seria preferível operar os doentes num prazo de 6 a 8 semanas, dado o risco considerável de transformação hemorrágica (54) (Figura 11).

Recommendation 42	Class	Level
Revascularisation should be deferred in patients with 50–99% stenoses who suffer a disabling stroke (modified Rankin score ≥3), whose area of infarction exceeds one-third of the ipsilateral middle cerebral artery territory, or who have altered consciousness/ drowsiness, to minimise the risks of postoperative parenchymal haemorrhage	I	C

Figura 11: Recomendações europeias relativas ao tempo de intervenção em casos de AVC extenso (21).

Por outro lado, nos doentes com estenose carotídea >50% e ataques isquémicos transitórios múltiplos ou crescentes, a cirurgia deve ser realizada com urgência nas 24 horas seguintes (Figura 12).

Recommendation 43		
Patients with 50–99% stenoses who present with stroke-in-evolution or crescendo transient ischaemic attacks should be considered for urgent carotid endarterectomy, preferably <24 hours	IIa	C

Figura 12: Recomendações europeias para a revascularização da carótida nos ataques isquémicos transitórios (21).

2- Em doentes assintomáticos :

A cirurgia carotídea em doentes assintomáticos não requer o mesmo tratamento de emergência ou semi-emergência que nos doentes sintomáticos, uma vez que a relação entre o grau de estenose e o risco de enfarte cerebral homolateral é relativamente fraca e não existe um limite de tempo específico a respeitar (21).

3- Cirurgia nos casos de envolvimento bilateral da carótida :

Esta situação clínica ocorre mais frequentemente num doente sintomático ou assintomático, em que a exploração dos troncos supra-aórticos revela uma estenose ipsilateral significativa associada a uma estenose contralateral assintomática. A associação de duas estenoses carotídeas sintomáticas é muito rara. O intervalo entre duas operações de estenose carotídea interna bilateral é de três semanas, de modo a evitar crises hipertensivas que possam estar relacionadas com a lesão dos nervos eferentes do seio carotídeo durante a primeira operação.

VII- TRATAMENTO MÉDICO

Vários ensaios mostraram que os agentes antiplaquetários de baixa dose (80-325mg/dia), iniciados no pré-operatório, reduzem o risco de eventos neurológicos e coronários, na melhor das hipóteses, sem aumentar o risco de morte. morbilidade hemorrágica do procedimento. Num estudo aleatório, em dupla ocultação e controlado por placebo, Lindblad et al (55) verificaram que :

✓ A taxa cumulativa de AVC grave e morte aos 30 dias foi de 0,8% nos doentes tratados com aspirina 75 mg/dia no pré-operatório, em comparação com 10,4% nos doentes tratados com placebo (p<0,001).

✓ A hemorragia intra-operatória e as reoperações por hemorragia não diferiram entre os dois grupos.

De acordo com as recomendações do CES de 2017: (21)

✓ Recomenda-se o controlo dos factores de risco cardiovascular e da pressão arterial, tanto no pré-operatório como no intra-operatório, com tratamento médico adequado.

✓ A antiagregação plaquetária simples com aspirina ou clopidogrel é recomendada em doentes submetidos a cirurgia carotídea. A dupla antiagregação é recomendada para os doentes submetidos a stenting.

A figura 13 ilustra o plano de tratamento.

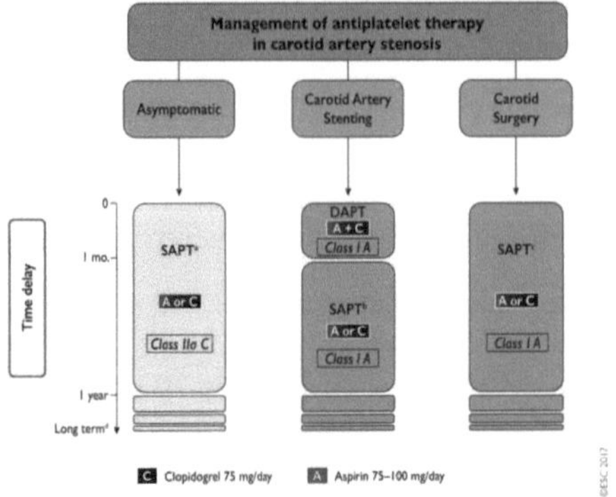

Figure 1 Management of antithrombotic treatment in patients with carotid artery stenosis. DAPT = dual antiplatelet therapy, a daily combination of aspirin (75–100 mg) and clopidogrel (75 mg); CAS = carotid artery stenting; SAPT = single antiplatelet therapy; TIA = transient ischaemic attack.
[a]At the exception of patient at very high bleeding risk.
[b]DAPT may be used if another indication supersedes that of carotid artery stenting such as acute coronary syndrome or percutaneous coronary intervention of less than 1 year.
[c]In case of recent minor stroke or TIA. A loading dose of aspirin (300 mg) and/or clopidogrel (300/600 mg) is recommended at the acute phase of stroke/TIA or during CAS.
[d]Stands for as long as it is well tolerated.

Figura 13: Recomendações europeias anti-agregação de plaquetas (21).

VIII- AVALIAÇÃO PRÉ-OPERATÓRIA

1- Avaliação e preparação cardiovascular :

O objetivo desta avaliação é identificar os doentes com hipertensão desequilibrada ou doença cardíaca isquémica avançada:

✓ A monitorização pré-operatória da tensão arterial é essencial para reduzir o risco de tensão arterial elevada e/ou de eventos neurológicos.

✓ De acordo com as novas recomendações, é recomendado o rastreio da doença arterial coronária, incluindo a angiografia coronária (21).

2- Avaliação do risco neurológico :

Uma das principais complicações da cirurgia carotídea é o risco de acidente vascular neurológico. Este pode ser causado pela clampagem da carótida durante a operação, o que resulta num hipofluxo no hemisfério a jusante, cuja extensão e impacto são variáveis, dependendo da circulação colateral fornecida pelos outros pedículos e sobretudo pelo polígono de Willis. Outros factores de risco estão também associados a um aumento da morbilidade neurológica, como a instabilidade neurológica pré-operatória e a ausência de uma cirurgia de bypass eficaz, pelo que a exploração dos troncos supra-aórticos deve ser conjugada, na melhor das hipóteses, com a exploração por Doppler transcraniano ou angiografia por RMN, que permitem avaliar a eficácia dos suplementos úteis durante a clampagem carotídea (56).

IX- TIPOS DE ANESTESIA

1- Preparar o doente :

A saturação de oxigénio é medida por oximetria percutânea através de um sensor colocado no dedo do doente. A capnia é medida por um capnómetro integrado no aparelho de ventilação artificial. O eletrocardiograma é indispensável para detetar os episódios de isquémia do miocárdio (monitorização do segmento ST). Algumas equipas utilizam a monitorização neurológica EEG intra-operatória para detetar uma eventual deterioração neurológica durante a operação.

2- Anestesia geral :

A anestesia geral é utilizada há muito tempo na cirurgia carotídea. A sua principal vantagem reside na melhoria da tolerância cerebral à isquémia temporária provocada pela clampagem carotídea, conseguida através de agentes anestésicos de eliminação rápida, reduzindo também o metabolismo cerebral, oferecendo uma melhor proteção do miocárdio e criando um certo conforto para o médico. Além disso, esta técnica coloca o duplo problema do equilíbrio hemodinâmico intra-operatório e da monitorização neurológica durante o período de clampagem arterial.

3- Anestesia loco-regional :

Historicamente, a primeira tromboendarterectomia carotídea sob anestesia loco-regional foi realizada em 1953 (57), mas esta técnica foi abandonada na altura, devido ao desenvolvimento de técnicas de anestesia geral que davam a impressão de obter uma melhor proteção cerebral durante o período de clampagem. No entanto, a partir dos anos 70, muitas equipas voltaram a adotar a anestesia loco-regional como a técnica que oferecia a melhor monitorização neurológica por monitorização cerebral durante a clampagem carotídea num doente acordado: A anestesia loco-regional permite também que o doente se levante mais cedo, com menos custos e com uma estadia hospitalar mais curta, mas esta técnica tem os seus inconvenientes, nomeadamente no que diz respeito à zona de punção, que pode facilmente causar lesões nervosas e vasculares. O anestésico pode também ser tóxico para as artérias (59).

X-TÉCNICAS CIRÚRGICAS

1- Abordagem :

A abordagem mais tradicional e amplamente utilizada é a cervicotomia pré-esternocleido-mastoideia.

2- Técnicas de revascularização :

Existem atualmente três técnicas cirúrgicas para a revascularização da artéria carótida interna (ACI) na prática atual: (60)

✓ Endarterectomia carotídea aberta com arteriotomia longitudinal.

✓ Endarterectomias carotídeas de eversão, que requerem a secção da ACI ou da artéria comum primitiva.

✓ Bypasses venosos ou protésicos.

3- Endarterectomia aberta :

Esta é a técnica mais frequentemente utilizada na cirurgia da carótida. Após uma incisão vertical no pescoço, o cirurgião disseca a artéria carótida para remover a placa aterosclerótica. Em seguida, procede ao encerramento da artéria, utilizando um de dois métodos: ou diretamente por sutura, ou por sutura sobre um remendo para alargar a artéria (Figura 14).

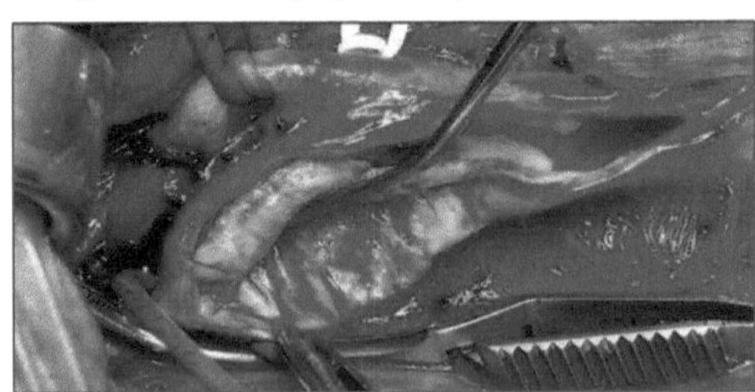

Figura 14: Técnica de endarterectomia aberta.

O patch de alargamento é recomendado para compensar o risco de reestenose (61). Este patch pode ser venoso ou protésico e tem a vantagem, em relação ao encerramento direto, de não estreitar o lúmen arterial e de reduzir os distúrbios hemodinâmicos de modo a reduzir a hiperplasia miointimal.Num estudo prospetivo randomizado realizado por Aburahma (63), a taxa de acidente vascular cerebral incapacitante homolateral precoce após a sutura direta foi maior do que após o encerramento com patch (4,4% versus 0,4%, respetivamente).

Em contraste com este estudo, os resultados do NASCET não mostraram diferenças significativas entre o encerramento direto e o patch (64). O uso sistemático do patch nem sempre é recomendado, sendo preferível utilizar esta técnica apenas como medida preventiva em artérias carótidas pequenas ou quando a arteriotomia se estende para além do bulbo carotídeo (5).

A este respeito, Archie (5) demonstrou, a partir de um estudo de 1360 endarterectomias, que o encerramento com patch é altamente recomendado nos casos em que a arteriotomia se estende muito para além do bolbo carotídeo. O retalho venoso é o melhor material de fechamento, desde que o diâmetro da veia seja maior que 3,5 mm.

4- Endarterectomia de eversão :

A técnica cirúrgica consiste na eversão por transecção da artéria carótida interna na sua origem, ou mais raramente da artéria carótida primária 10 a 20 mm distal à bifurcação, seguida de reimplantação por anastomose terminolateral no primeiro caso ou termino-terminal no segundo caso (Figura 15).

Esta técnica também pode ser efectuada através da secção da artéria carótida interna a jusante da lesão estenótica e da realização de uma arteriotomia longitudinal sobre a artéria carótida primária (técnica de Chevalier).

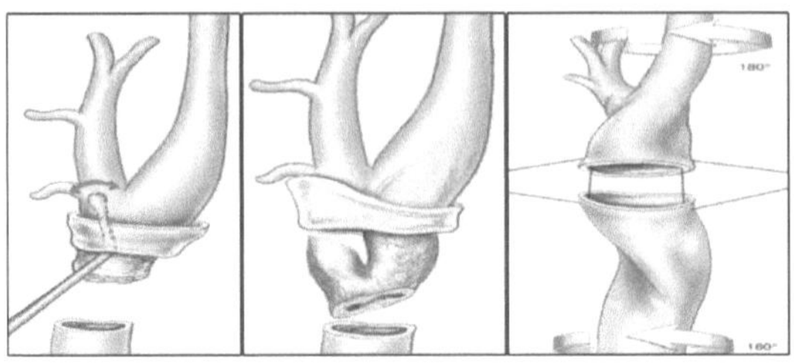

Figura 15: Técnica de endarterectomia em eversão (65).

A endarterectomia por eversão oferece a vantagem de um controlo perfeito da placa distal e da ausência de material protésico. É particularmente indicada em casos de placas extensas longitudinais na artéria carótida interna. A principal desvantagem deste método é a dissecção arterial extensa, que pode levar a um aumento da morbilidade dos nervos periféricos e à repetição frequente da cirurgia devido a hematoma pós-operatório. Tem também a desvantagem de ser tecnicamente mais complexo. Vários estudos têm sido efectuados para comparar a relação custo-eficácia das duas técnicas: endarterectomia convencional e endarterectomia em eversão. Os autores consideram que a endarterectomia convencional continua a ser o gold standard, apesar das vantagens da técnica de eversão (65).

5- Bypass carotídeo :

O princípio deste método consiste numa anastomose termino-lateral na artéria carótida primária numa área saudável, seguida de uma anastomose termino-lateral na artéria carótida interna a jusante das lesões estenóticas (Figura 16).

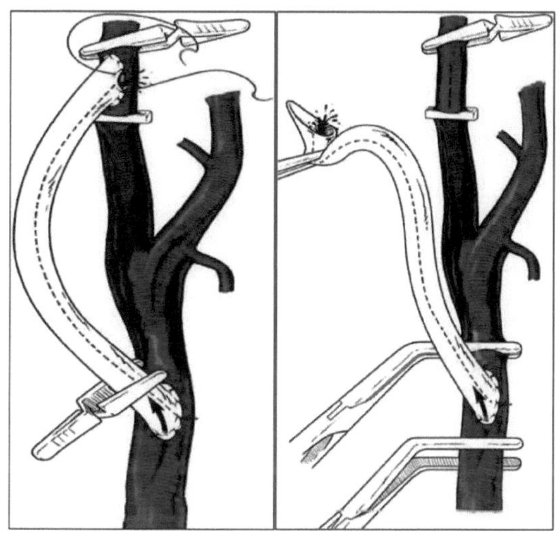

Figura 16: Enxerto de bypass da artéria carótida com PTFE (66).

Esta técnica está eletivamente indicada quando as lesões ateromatosas ascendem na artéria carótida interna ou descem na artéria carótida primária, evitando assim uma zona de endarterectomia excessivamente longa e paragens distais da placa (67). Num estudo de Voirin et al (68), a taxa cumulativa de morbilidade e mortalidade (CMR) da equipa cirúrgica após cirurgia de bypass carotídeo foi de 1,6% para uma população de 185 doentes. Esta TMC foi relativamente baixa, concluindo que a cirurgia de bypass pode ser uma boa alternativa à endarterectomia.

XI- MECANISMOS DE ACIDENTES NEUROLÓGICOS DURANTE A CIRURGIA DA CARÓTIDA

O risco pós-operatório mais significativo, e que determina a taxa cumulativa de morbilidade e mortalidade, é o dos acidentes vasculares cerebrais neurológicos, frequentemente incapacitantes. Estes acidentes neurológicos podem ser causados por três mecanismos principais:

1- Mecanismo embólico :

Trata-se de êmbolos de material ateromatoso, cruórico ou gasoso que ocorrem após a manobra de desclampeamento ou durante a dissecção do bulbo carotídeo, nomeadamente no caso de uma placa ulcerada.

2- Mecanismo hemodinâmico :

Estes acidentes podem ser secundários: ou a uma redução do fluxo sanguíneo cerebral regional durante a clampagem, na sequência de uma colateralização ineficaz ou de hipotensão intra-operatória (69); ou a acidentes de revascularização mais raros, causados por edema de reperfusão possivelmente reversível ou hemorragia cerebral com um prognóstico mais grave.

3- Mecanismo trombótico :

Neste caso, o acidente neurológico está relacionado com uma falha técnica no procedimento de endarterectomia. A prevenção passa pela visualização da extremidade da placa para garantir a sua perfeita fixação à parede arterial.

XII- PROTECÇÃO CEREBRAL

Os benefícios da cirurgia carotídea são considerados óptimos quando os eventos neurológicos que podem ocorrer durante o período perioperatório são evitados.

A proteção cerebral durante a cirurgia carotídea é, portanto, essencial. Esta proteção é assegurada por meios farmacológicos e não farmacológicos e pela utilização de um shunt.

1- Meios farmacológicos :

O objetivo dos meios farmacológicos é induzir uma diminuição da atividade metabólica celular durante a hipoperfusão cerebral. A heparinização é essencial para garantir uma anticoagulação adequada durante o clampeamento, evitando assim a trombose intracerebral distal.

2- Meios não-farmacológicos :

A proteção cerebral requer uma boa estabilidade hemodinâmica durante o ato operatório, limitando os episódios de hiper e hipotensão, pois os ataques hipotensivos resultam em hipofluxo cerebral devido à redução da pressão de perfusão. Isto pode levar a acidentes isquémicos cerebrais. A pressão arterial deve ser aumentada durante a clampagem carotídea para garantir um bom suporte colateral. A proteção cerebral exige também uma oxigenação perfeita do tecido cerebral, com o objetivo de obter uma saturação óptima de oxigénio (99 a 100%). A normo-capnia é igualmente essencial.

3- Utilização de um shunt durante a cirurgia da carótida :

O shunt é um tubo de polietileno colocado no lúmen da carótida através da arteriotomia. Pode ser curto ou longo, com olivas ou balões. É importante excluir shunts de calibre estreito < 3 mm, que geralmente estão associados a trombose (Figura 17).

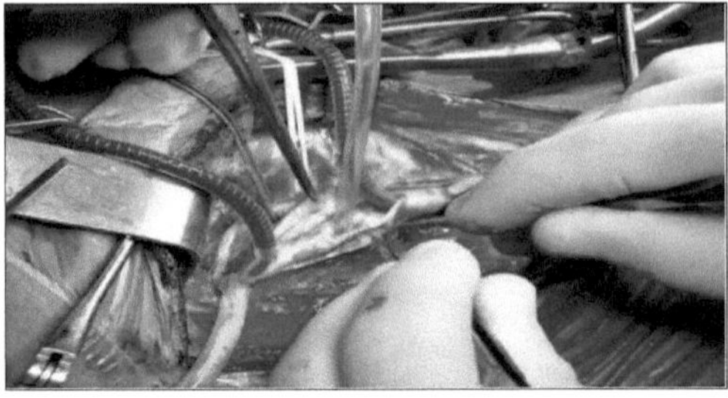

Figura 17: Montagem da derivação.

O objetivo do shunt é manter o fluxo cerebral anterógrado no eixo carotídeo durante o clampeamento. A sua instalação elimina, teoricamente, qualquer isquémia cerebral que possa ocorrer neste momento (70). Várias séries demonstraram que o shunt pode normalizar um EEG perturbado após o clampeamento (71). Os shunts podem dar origem a complicações próprias, incluindo embolias cerebrais (gasosas, cruóricas, ateromatosas, etc.), lesões traumáticas da íntima e dissecção ou perfuração da artéria carótida interna durante a inserção ou extração do shunt. Além disso, a realização de endarterectomia com shunt cria uma dificuldade técnica adicional para o cirurgião.

XIII- RESULTADOS

1- Mortalidade operatória precoce :

O quadro III resume as taxas de mortalidade de certas séries da literatura.

Tabela III: Taxas de mortalidade após cirurgia carotídea :

Autores	Número de pacientes	Taxa de mortalidade operatória (%)
Archie (5)	1360	1
Ohara (6)	3360	0,5
P Garvin (7)	2331	0,7
M Meller (8)	718	0,2
Sun J (9)	547	0,2

2- Complicações precoces :

2-1- Complicações neurológicas :

2-1-1- Complicações neurológicas centrais :

O principal risco operatório na cirurgia carotídea são as complicações neurológicas centrais, cujos mecanismos podem ser, como descrito anteriormente: (72)

✓ **Embolia :**

A embolia cerebral é a causa de um terço das complicações neurológicas pós-operatórias (73). A mobilização da bifurcação carotídea antes do clampeamento, a presença de retalhos residuais no local da tromboendarterectomia e a formação de agregados plaquetários numa sutura estenosante são fontes potenciais de êmbolos destinados ao cérebro.

✓ **Intolerância à fixação :**

A intolerância ao clampeamento é a segunda causa mais comum de complicações neurológicas pós-operatórias. O hipofluxo induzido pelo clampeamento causa um sofrimento cerebral variável, que é reversível na maioria dos casos quando as áreas isquémicas são reperfundidas.

✓ **Trombótica :**

A trombose da artéria carótida interna é a terceira causa mais comum de complicações neurológicas pós-operatórias, sendo muitas vezes um erro técnico a causa desta oclusão. As falhas técnicas mais frequentes são o descolamento da íntima na zona de paragem da tromboendarterectomia e a utilização de suturas que provocam estenoses (74). É fundamental o seu diagnóstico por TAC ou RMN.

✓ **Edema de revascularização :**

O edema de revascularização é frequentemente suspeitado na presença de cefaleias unilaterais, convulsões ou alterações da consciência. É diagnosticado por uma ecografia cerebral. Este edema é muitas vezes regressivo, mas pode levar a uma complicação terrível: uma hemorragia cerebral, muitas vezes grave.

O seu tratamento baseia-se no tratamento antiedematoso combinado com a manutenção de uma hemodinâmica estável.

2-1-2- Complicações neurológicas devidas a lesões dos pares cranianos :

Em cerca de 2/3 dos casos, as lesões dos nervos periféricos são transitórias e muito raramente representam um risco de vida. As lesões causadas por tração, compressão, eletrocoagulação, pinçamento e hematoma regeneram-se normalmente em algumas semanas a dois meses, enquanto as lesões causadas por ligadura ou secção são permanentes.

A incidência destas lesões neurológicas locais varia entre 5 e 80%, consoante o tipo de estudo e os métodos de diagnóstico utilizados (75).

2-2- Complicações hemodinâmicas :

A estabilidade hemodinâmica durante a cirurgia carotídea é muito importante, tanto durante como após a operação, devendo evitar-se tanto a hiper como a hipotensão, com o objetivo de manter um nível de pressão estável, uma vez que uma queda suficientemente sustentada da pressão de perfusão local pode tornar vulneráveis e ineficazes os mecanismos de tolerância.

A hipertensão arterial é também frequente, com um risco particularmente elevado nas primeiras 48 horas após a cirurgia (76). A hipertensão está associada a um risco de morte, acidente vascular cerebral e isquémia do miocárdio em doentes que têm frequentemente doença arterial coronária. É tratada com anti-hipertensores de meia-vida curta, como a nicardipina, os beta-bloqueantes e o urapidil.

2-3- Complicações cardíacas :

A morbilidade cardíaca, essencialmente a isquémia do miocárdio, ocorre principalmente em doentes com doença coronária conhecida. Este facto justifica uma vigilância apertada dos doentes de risco, com ECGs repetidos e ensaios de enzimas cardíacas.

2-4- Hematomas cervicais :

Os ataques hipertensivos podem causar hemorragia nas suturas arteriais e provocar hematomas (62). Estes hematomas podem também ser causados por uma hemostase incorrecta ou por uma fuga da linha de sutura facilitada por uma sobredosagem de heparina. Os hematomas cervicais são considerados complicações pós-operatórias frequentes. Na literatura, a sua frequência varia de 0,7% a 5,5% (5, 77). Existem dois tipos de hematoma: o hematoma subcutâneo, que não necessita de nova cirurgia, e o hematoma compressivo, que se desvia da traqueia e necessita de cirurgia de emergência.

3- Complicações tardias :

Estas são principalmente a reestenose e a trombose tardia, que podem demorar um período de tempo variável a aparecer.

3-1- Reestenose tardia :

A reestenose é definida como uma redução do lúmen arterial da artéria carótida interna ≥ 50%. A incidência de reestenose > 50% varia de 5 a 36% (78).

Existem dois tipos de reestenose:

✓ Reestenose precoce: ocorre dentro de um ano após a endarterectomia e é mais provável que seja causada por hiperplasia intimal. Neste caso, o tratamento cirúrgico é invulgar.

✓ Reestenoses tardias: detectadas após 24 meses. São frequentemente de origem ateromatosa e têm um potencial emboligénico próximo do da lesão ateromatosa inicialmente tratada. A cirurgia deve ser considerada nestes casos (79).

Para Ballard (80), numa série de 1488 endarterectomias, a taxa de reestenose foi de 2% aos 5 anos, 3% aos 10 anos e 3,5% aos 15 anos; no estudo de Crest (81), a taxa de reestenose foi estimada em 6% aos 2 anos. Ohara (6) relatou uma série de 201 reoperações por reestenose carotídea, sendo 175 ateroscleróticas e 26 por hiperplasia miointimal. A angioplastia parece ser uma alternativa interessante para o tratamento da reestenose tardia (82). O tratamento cirúrgico da reestenose é complicado porque a abordagem cirúrgica é feita através de tecido cicatricial, com risco de efração vascular e lesão dos nervos cranianos (83).

3-2- Trombose tardia :

São complicações tardias que podem passar despercebidas ou levar a um AVC. O tempo de aparecimento é variável. Podem ser precoces, com um trombo fibrinocrostoso em contacto com um remendo, ou tardias, com a conclusão de um processo de reestenose.

XIV- MDCT NA CIRURGIA DA CARÓTIDA

A taxa cumulativa de morbilidade-mortalidade (TMCM), avaliada aos 30 dias de pós-operatório, consiste na soma dos acidentes cerebrais neurológicos (AIT ou AVC), dos eventos cardiológicos major e dos óbitos.

Tabela IV: Comparação das TCMD de algumas séries publicadas.

Autor	Número de pacientes	TCMM
Archie (5)	1360	1,5%
ECST (41)	3026	7,4%
Rockman (84)	2476	2,4%

XV- FACTORES PREDITIVOS DE COMPLICAÇÕES PÓS-OPERATÓRIAS: MORTALIDADE 1-OPERATÓRIA

Vários factores de risco preditivos de mortalidade precoce foram mencionados em diversos estudos, incluindo: idade avançada, sexo feminino, diabetes, etc. e a existência de outros locais de aterosclerose. No entanto, os resultados variam de um estudo para outro (85).

2- Complicações neurológicas precoces :

Entre os factores identificados como preditivos de complicações neurológicas precoces, alguns estavam relacionados com o doente e outros eram técnicos. De acordo com a literatura, o uso de shunt, a ausência de tratamento antitrombótico e a instabilidade da pressão arterial intra-operatória foram associados a um maior risco operatório (45). Nas meta-análises de Rothwell et al (86), as taxas combinadas de AVC e morte aos 30 dias foram mais elevadas quando a estenose era sintomática (5,1%) do que quando era assintomática (3,3%).Oito factores foram identificados como preditivos do risco de cirurgia, incluindo: sexo feminino, idade superior a 75 anos, pressão arterial sistólica > 180 mmHg, doença arterial obliterativa dos membros inferiores, eventos vasculares cerebrais em vez de retinianos, oclusão da artéria carótida interna contralateral, estenose do sifão carotídeo ipsilateral e estenose da artéria carótida externa ipsilateral (86).De acordo com uma análise multivariada que incluiu os resultados do ECST (39), quatro factores preditivos independentes foram significativos, resumidos da seguinte forma: sexo feminino, pressão arterial sistólica > 180 mm Hg, arteriopatia dos membros inferiores e um evento cerebral e não retiniano. A comparação destes resultados com os do NASCET (38) revelou dois factores de risco comuns significativos para morte e/ou AVC aos 30 dias: um evento cerebral e não retiniano e oclusão da artéria carótida interna contralateral. No que diz respeito às técnicas cirúrgicas, vários estudos publicados (5, 87) enfatizam o benefício do patch na redução de eventos isquémicos após cirurgia carotídea.

Foram efectuados estudos comparativos com diferentes adesivos. Para Archie (5), numa série de 1360 endarterectomias, a utilização sistemática do patch reduziu o risco de acidentes isquémicos para cerca de 1,3%. O mesmo estudo sugere que estes acidentes são mais frequentes após o encerramento com um penso de Dacron (1,7%) em comparação com o encerramento com um penso venoso (0,3%).

3- Reestenose tardia :

Várias séries (5, 80, 87, 88) demonstraram que o encerramento por patch reduz o risco de reestenose tardia em comparação com o encerramento direto.Do ponto de vista técnico, alguns estudos concluíram que a endarterectomia por eversão tem menor probabilidade de resultar em reestenose tardia do que a técnica convencional (89). Outros estudos (26), comparando a endarterectomia em eversão com a endarterectomia "aberta", concluíram não haver diferença entre estes dois métodos em termos de percentagem de reestenose.O risco de reestenose após endarterectomia é também maior nas mulheres e quando o diâmetro da artéria carótida interna é < 4 mm (64).

XVI- ANGIOPLASTIA DA ARTÉRIA CARÓTIDA INTERNA

1- Indicações:

De acordo com as últimas recomendações da Autoridade Nacional de Saúde (HAS), a angioplastia da artéria carótida interna só é adequada para determinados doentes.

Os critérios de inclusão foram os seguintes:

✓ Um doente com um pescoço hostil.

✓ Um doente com estenose radial.

✓ No caso de uma reestenose reestenose quando está indicada uma revascularizaçãorevascularização quando está indicada uma revascularização .

As indicações para angioplastia da artéria carótida interna, como alternativa à cirurgia, são elucidadas a seguir: (Figuras 18 e 19)

✓ Em doentes assintomáticos :

o A angioplastia carotídea deve ser considerada em doentes com estenoses entre 60 e 99%, com elevado risco cirúrgico e na presença de critérios imagiológicos preditivos de risco de AVC ipsilateral, desde que a esperança de vida do doente seja superior a cinco anos e o risco de AVC ou morte aos 30 dias seja inferior a 3%.

o Em doentes sintomáticos :

o A angioplastia pode ser uma alternativa à cirurgia se os sintomas tiverem menos de 6 meses em doentes com menos de 70 anos, desde que o risco de AVC ou morte aos 30 dias seja <6%.

Recommendation 19		
Carotid stenting may be considered in selected asymptomatic patients who have been deemed by the multidisciplinary team to be "high-risk for surgery" and who have an asymptomatic 60–99% stenosis in the presence of one or more imaging characteristics that may be associated with an increased risk of late ipsilateral stroke,[a] provided documented procedural risks are <3% and the patient's life expectancy exceeds 5 years	IIb	B

Recommendation 38		
When revascularisation is indicated in patients who have suffered carotid territory symptoms within the preceding 6 months and who are aged <70 years, carotid stenting may be considered an alternative to endarterectomy, provided the documented procedural death/stroke rate is <6%	IIb	A

Figuras 18 e 19: Recomendações europeias para a colocação de stent carotídeo **em doentes assintomáticos (21).**

2- Aspectos técnicos :

A angioplastia carotídea endoluminal envolve a punção da artéria femoral na virilha e a inserção de um balão de dilatação combinado com um stent (mola metálica) (Figura 20).

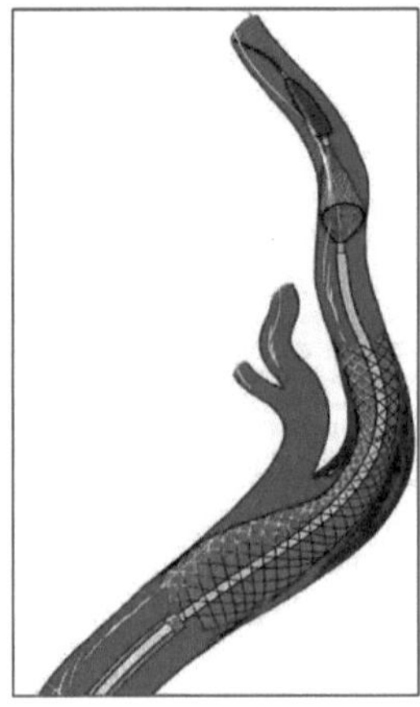

Figura 20: Stenting carotídeo (66).

3- Vantagens :

As vantagens desta técnica são a sua simplicidade e rapidez, a redução do tempo de clampagem da carótida ao tempo necessário para a insuflação do balão e a ausência de uma abordagem cirúrgica.

4- Complicações :

4-1- Complicações neurológicas :

Este é o maior risco deste procedimento. O início do AVC isquémico no território a jusante pode ter vários mecanismos:

- Embolias distais.
- Oclusão da artéria carótida interna após dilatação devido a espasmo, dissecção ou trombose do local dilatado ou do stent.

4-2- Complicações técnicas :

Estas complicações incluem

- Falhas de cateterização.
- As complicações do cateterismo: embolias de dissecção, perfuração.
- Complicações no local da punção.
- Estenose residual pós-dilatação.

4-3- Reestenose :

A angioplastia provoca hiperplasia miointimal, que é uma fonte de reestenose precoce.

XVII- CONCLUSÃO

A estenose aterosclerótica da artéria carótida interna é uma patologia frequente e grave, com um elevado risco de eventos neurológicos isquémicos, muitas vezes graves, que ocorrem homolateralmente à estenose. As indicações para cirurgia baseiam-se em dois factores fundamentais: o grau de estenose e o facto de ser sintomática ou assintomática. Estas indicações estão hoje bem codificadas, graças aos grandes ensaios aleatórios que demonstraram o papel fundamental do tratamento cirúrgico na melhoria do prognóstico da estenose carotídea, tendo em conta a taxa cumulativa de morbilidade-mortalidade (CMMR) da equipa cirúrgica. Apesar dos recentes avanços na cateterização de intervenção, que tentaram introduzir a angioplastia percutânea com ou sem stent no arsenal terapêutico da ateromatose carotídea, a endarterectomia carotídea continua a ser o método de referência para o tratamento da estenose carotídea ateromatosa. O melhor tratamento continua a ser a prevenção primária dos factores de risco da aterosclerose, nomeadamente o controlo do tabaco, bem como o controlo da hipertensão, da diabetes e da dislipidemia.

BIBLIOGRAFIA

1. Bruder N, Boussen S. Acidente vascular cerebral isquémico. Anesth Réanimation. 1 Jan 2017;3(1):25-36.

2. Saini V, Guada L, Yavagal DR. Global Epidemiology of Stroke and Access to Acute Ischemic Stroke Interventions (Epidemiologia global do AVC e acesso a intervenções para AVC isquémico agudo). Neurologia. 16 Nov 2021;97(20 Suppl 2): S6-16.

3. Adams HP, Bendixen BH, Kappelle LJ, Biller J, Love BB, Gordon DL, et al. Classificação do subtipo de AVC isquémico agudo. Definições para utilização num ensaio clínico multicêntrico. TOAST. Trial of Org 10172 in Acute Stroke Treatment. Stroke. Jan 1993;24(1):35-41.

4. Rubio F, Martínez-Yélamos S, Cardona P, Krupinski J. Carotid endarterectomy: is it still a gold standard? Cerebrovasc Dis Basel Switz. 2005;20 Suppl 2:119-22.

5. Archie JP. Uma experiência de quinze anos com endarterectomia carotídea após um protocolo operatório formal que requer angioplastia de remendo altamente frequente. J Vasc Surg. abril 2000;31(4):724-35.

6. O'Hara PJ, Hertzer NR, Mascha EJ, Krajewski LP, Clair DG, Ouriel K. Um estudo prospetivo e aleatório de remendo de veia safena versus remendo sintético durante a endarterectomia carotídea. J Vasc Surg. Feb 2002;35(2):324-32.

7. Garvin RP, Ryer EJ, Berger AL, Elmore JR. Long-term comparative effectiveness of carotid stenting versus carotid endarterectomy in a large tertiary care vascular surgery practice. J Vasc Surg. outubro de 2018; 68 (4): 1039-46.

8. Meller SM, Salim Al-Damluji M, Gutierrez A, Stilp E, Mena-Hurtado C. Stenting carotídeo versus endarterectomia para o tratamento da estenose da

artéria carótida: Resultados contemporâneos de um grande estudo num único centro. Cateter Cardiovasc Interv Off J Soc Card Angiogr Interv. Nov 2016;88(5):822-30.

9. Sun WJ, Gao FL, Qi XC, Wang YR, Peng DQ, Wu C, et al. [Um estudo de coorte de grande centro único sobre complicações perioperatórias da endarterectomia carotídea de 547 casos]. Zhonghua Yi Xue Za Zhi. 7 de agosto de 2018;98(29):2331-5.

10. Mahmood SS, Levy D, Vasan RS, Wang TJ. The Framingham Heart Study and the Epidemiology of Cardiovascular Diseases: A Historical Perspective. Lancet. 15 de março de 2014;383(9921):999-1008.

11. De Courson H, Renou P. Hipertensão e acidente vascular cerebral. Anesth Réanimation. 1 Sep 2023;9(4):382-7.

12. Ai M. [Aterosclerose (hipertensão)]. Nihon Rinsho Jpn J Clin Med. maio de 2012;70(5):840-5.

13. Brownlee M. Lilly Lecture 1993. Glicação e complicações diabéticas. Diabetes. junho de 1994;43(6):836-41.

14. Leutenegger M, Bertin E. Diabetes mellitus e aterosclerose. Fisiopatologia da macroangiopatia diabética. Rev Médecine Interne. 1 Jan 1995;16(1):31-42.

15. Veyssier Belot C. [Tabagismo e risco cardiovascular]. Rev Med Interne. 1997;18(9):702-8.

16. Hurtubise J, McLellan K, Durr K, Onasanya O, Nwabuko D, Ndisang JF. As diferentes facetas da dislipidemia e hipertensão na aterosclerose. Curr Atheroscler Rep. Dez 2016;18(12):82.

17. Byington RP, Furberg CD, Crouse JR, Espeland MA, Bond MG. Pravastatina, Lípidos e Aterosclerose nas Artérias Carótidas (PLAC-II). Am J Cardiol. 28 Sep 1995;76(9):54C-59C.

18. Gokaldas R, Singh M, Lal S, Benenstein RJ, Sahni R. Estenose carotídea: do diagnóstico ao tratamento, em que ponto estamos? Curr Atheroscler Rep. 2015;17(2):480.

19. Carreira M, Duarte-Gamas L, Rocha-Neves J, Andrade JP, Fernando-Teixeira J. Gestão da Estenose da Artéria Carótida em Doentes Assintomáticos. Rev Port Cir Cardio-Torac E Vasc Orgao Of Soc Port Cir Cardio-Torac E Vasc. 2020;27(3):159-66.

20. Pujia A, Rubba P, Spencer MP. Prevalência de doença da artéria carótida extracraniana detetável por eco-Doppler numa população idosa. Stroke. junho de 1992;23(6):818-22.

21. Aboyans V, Ricco JB, Bartelink MLEL, Björck M, Brodmann M, Cohnert T, et al. 2017 ESC Guidelines on the Diagnosis and Treatment of Peripheral Arterial Diseases, em colaboração com a Sociedade Europeia de Cirurgia Vascular (ESVS): Documento que abrange a doença aterosclerótica das artérias carótidas e vertebrais extracranianas, mesentéricas, renais, das extremidades superiores e inferioresEndossado por: European Stroke Organization (ESO)The Task Force for the Diagnosis and Treatment of Peripheral Arterial Diseases of the European Society of Cardiology (ESC) and of the European Society for Vascular Surgery (ESVS). Eur Heart J. 1 de março de 2018;39(9):763-816.

22. Trihan JE, Lanéelle D, Thollot C, Escure E, Belhadj-Chaidi R, Delicque J,et al. Avaliação e quantificação da estenose carotídea por ultrassom Doppler. J Imag Diagn Interv. 1 de setembro de 2019;2(4):204-16.

23. Grotta JC. Estenose carotídea. Solomon CG, editor. N Engl J Med. 19 de setembro de 2013;369(12):1143-50.

24. Padayachee TS, Cox TC, Modaresi KB, Colchester AC, Taylor PR. The measurement of internal carotid artery stenosis: comparison of duplex with digital subtraction angiography. Eur J Vasc Endovasc Surg Off J Eur Soc Vasc

Surg. Feb 1997;13(2):180-5.

25. Baqué J, Azarine A, Beyssen B, Bonneville JF, Cattin F, Long A. [Imaging of the extracranial carotid arteries: when, how and why?] J Radiol. junho de 2004;85(6 Pt 2):825-44.

26. Cao P, Giordano G, De Rango P, Zannetti S, Chiesa R, Coppi G, et al. Eversão versus endarterectomia carotídea convencional: resultados tardios de um estudo prospetivo multicêntrico randomizado. J Vasc Surg. Jan 2000;31(1 Pt 1):19-30.

27. Kappelle LJ, Eliasziw M, Fox AJ, Sharpe BL, Barnett HJ. Importância da doença aterosclerótica intracraniana em pacientes com estenose sintomática da artéria carótida interna. The North American Symptomatic Carotid Endarterectomy Trail. Stroke. Fev 1999;30(2):282-6.

28. Déglise S, Dubuis C, Mosimann P, Saucy F, Engelberger S, Hirt L, et al [Tratamento da estenose da artéria carótida]. Rev Med Suisse. 19 de junho de 2013;9(391):1305-11.

29. Mortele KJ, McTavish J, Ros PR. Técnicas actuais de tomografia computorizada. TC helicoidal, TC multidetectores e reconstrução 3D. Clin Liver Dis. Feb 2002;6(1):29-52.

30. Wardlaw J, Chappell F, Best J, Wartolowska K, Berry E. Non-invasive imaging compared with intra-arterial angiography in the diagnosis of symptomatic carotid stenosis: a meta-analysis. The Lancet. maio de 2006;367(9521):1503-12.

31. Long A, Lepoutre A, Corbillon E, Branchereau A. Critical review of non- or minimally invasive methods (duplex ultrasonography, MR- and CT-angiography) for evaluating stenosis of the proximal internal carotid artery. Eur J Vasc Endovasc Surg Off J Eur Soc Vasc Surg. julho 2002;24(1):43-52.

32. Tarjàn Z, Pozzi Mucelli F, Frezza F, Pozzi Mucelli R. Reconstruções

tridimensionais da bifurcação carotídea a partir de imagens de TC: avaliação de diferentes métodos de renderização. Eur Radiol. 1996;6(3):326-33.

33. Baqué J, Azarine A, Beyssen B, Bonneville JF, Cattin F, Long A. When, how and why should extracranial carotid artery imaging be performed? J Radiol. 1 de junho de 2004;85(6, Parte 2):825-44.

34. Serfaty JM, Chirossel P, Chevallier JM, Ecochard R, Froment JC, Douek PC. Accuracy of three-dimensional gadolinium-enhanced MR angiography in the assessment of extracranial carotid artery disease. AJR Am J Roentgenol. agosto de 2000;175(2):455-63.

35. Yuan C, Mitsumori LM, Beach KW, Maravilla KR. Carotid atherosclerotic plaque: noninvasive MR characterization and identification of vulnerable lesions. Radiology. Nov 2001;221(2):285-99.

36. Boussel L, Serusclat A, Skilton M, Vincent F, Bernard S, Moulin P, et al. CV-WS-35 Fiabilidade da medição da espessura da parede carotídea em RM de alta resolução. J Radiol. 1 de outubro de 2007;88(10):1526.

37. Rodriguez-Régent C, Naggara O, Beyssen B, Trystram D, Mas JL, Meder JF. Diagnóstico da estenose carotídea. Arch Mal Coeur Vaiss - Prat. 1 de dezembro de 2012;2012(213):9-12.

38. Ferguson GG, Eliasziw M, Barr HW, Clagett GP, Barnes RW, Wallace MC, et al. The North American Symptomatic Carotid Endarterectomy Trial: resultados cirúrgicos em 1415 pacientes. Stroke. setembro de 1999;30(9):1751-8.

39. Ensaio aleatório de endarterectomia para estenose carotídea recentemente sintomática: resultados finais do MRC European Carotid Surgery Trial (ECST). Lancet Lond Engl. 9 de maio de 1998;351(9113):1379-87.

40. Long A, Albertini JN, Muller S, Clément C. Cirurgia convencional da artéria carótida: uma revisão das indicações. J Neuroradiol. 1 de junho de

2006;33(3):147-51.

41. Endarterectomia para estenose assintomática da artéria carótida. Comité Executivo do Asymptomatic Carotid Atherosclerosis Study. JAMA. 10 de maio de 1995;273(18):1421-8.

42. Habozit B. O infarto cerebral silencioso antes e depois da cirurgia de carótida. Ann Vasc Surg. Set 1990;4(5):485-9.

43. Findlay JM, Marchak BE, Pelz DM, Feasby TE. Carotid endarterectomy: a review. Can J Neurol Sci J Can Sci Neurol. Feb 2004;31(1):22-36.

44. Barnett HJ, Taylor DW, Eliasziw M, Fox AJ, Ferguson GG, Haynes RB, et al. Benefício da endarterectomia carotídea em pacientes com estenose sintomática moderada ou grave. North American Symptomatic Carotid Endarterectomy Trial Collaborators. N Engl J Med. 12 Nov 1998;339(20):1415-25.

45. MRC European Carotid Surgery Trial: resultados provisórios para doentes sintomáticos com estenose carotídea grave (70-99%) ou ligeira (0-29%). Grupo de Colaboração dos Investigadores do Ensaio Europeu de Cirurgia Carotídea. Lancet Lond Engl. 25 de maio de 1991;337(8752):1235-43.

46. Endarterectomia para estenose carotídea sintomática moderada: resultados provisórios do MRC European Carotid Surgery Trial. Lancet Lond Engl. 8 de junho de 1996;347(9015):1591-3.

47. Hertzer NR. O Estado Atual da Endarterectomia Carotídea, Parte I: Ensaios Randomizados versus Gestão Médica. Ann Vasc Surg. agosto de 2017;43:1-23.

48. Halliday A, Mansfield A, Marro J, Peto C, Peto R, Potter J, et al. Prevenção de acidentes vasculares cerebrais incapacitantes e fatais através de endarterectomia carotídea bem sucedida em doentes sem sintomas neurológicos recentes: ensaio controlado aleatório. Lancet Lond Engl. 8 de maio de 2004;363(9420):1491-502.

49. Gladstone DJ, Oh J, Fang J, Lindsay P, Tu JV, Silver FL, et al. Urgência da endarterectomia carotídea para prevenção secundária do AVC: resultados do Registo da Canadian Stroke Network. Stroke. agosto de 2009;40(8):2776-82.

50. Giles MF, Rothwell PM. Risk of stroke early after transient ischaemic attack: a systematic review and meta-analysis. Lancet Neurol. Dez 2007;6(12):1063-72.

51. Rothwell PM, Eliasziw M, Gutnikov SA, Warlow CP, Barnett HJM, Carotid Endarterectomy Trialists Collaboration. Endarterectomia para estenose carotídea sintomática em relação a subgrupos clínicos e ao momento da cirurgia. Lancet Lond Engl. 20 de março de 2004;363(9413):915-24.

52. Paty PSK, Darling RC, Feustel PJ, Bernardini GL, Mehta M, Ozsvath KJ, et al. Endarterectomia carotídea precoce após acidente vascular cerebral agudo. J Vasc Surg. Jan 2004;39(1):148-54.

53. Fairhead JF, Rothwell PM. A necessidade de urgência na identificação e tratamento da estenose carotídea sintomática já está estabelecida. Cerebrovasc Dis Basel Switz. 2005;19(6):355-8.

54. Brandl R, Brauer RB, Maurer PC. Endarterectomia carotídea urgente para AVC em evolução. VASA Z Gefasskrankheiten. maio de 2001;30(2):115-21.

55. Lindblad B, Persson NH, Takolander R, Bergqvist D. Does low-dose acetylsalicylic acid prevent stroke after carotid surgery? Um ensaio aleatório, duplamente cego e controlado por placebo. Stroke. agosto de 1993;24(8):1125-8.

56. Sadik JC, Riquier V, Koskas P, Zylberberg F, Beyloune-Mainardi C, Szmaragd V, et al. Transcranial Echo-Doppler: An update. J Radiol. julho de 2001;82(7):821-31.

57. Peitzman AB, Webster MW, Loubeau JM, Grundy BL, Bahnson HT. Endarterectomia Carotídea sob Anestesia Regional (Condutiva): Ann Surg.

julho de 1982;196(1):59-64.

58. Leseche G, Castier Y, Francis F, Besnard M. Otimização dos resultados da endarterectomia da carótida. J Mal Vasc. 1 de maio de 2005;30(2):88-93.

59. Thermann F, Ukkat J, John E, Dralle H, Brauckhoff M. Frequência de paralisia transitória das cordas vocais ipsilaterais em pacientes submetidos a endarterectomia carotídea sob anestesia local. J Vasc Surg. Jul 2007;46(1):37-40.

60. Garbé JF. Modalidades técnicas da endarterectomia carotídea. J Mal Vasc. 1 de março de 2016;41(2):108-9.

61. Counsell CE, Salinas R, Naylor R, Warlow CP. A systematic review of the randomised trials of carotid patch angioplasty in carotid endarterectomy. Eur J Vasc Endovasc Surg. abril de 1997;13(4):345-54.

62. Mannheim D, Weller B, Vahadim E, Karmeli R. Endarterectomia da carótida com um penso de poliuretano versus encerramento primário: um estudo prospetivo aleatório. J Vasc Surg. março de 2005;41(3):403-7; discussão 407-408.

63. AbuRahma AF, Khan JH, Robinson PA, Saiedy S, Short YS, Boland JP, et al. Ensaio prospetivo aleatório de endarterectomia carotídea com encerramento primário e angioplastia de remendo com veia safena, veia jugular e politetrafluoroetileno: resultados perioperatórios (30 dias). J Vasc Surg. Dez 1996;24(6):998-1006; discussão 1006-1007.

64. Golledge J, Cuming R, Davies AH, Greenhalgh RM. Outcome of selective patching following carotid endarterectomy. Eur J Vasc Endovasc Surg Off J Eur Soc Vasc Surg. maio de 1996;11(4):458-63.

65. Yasa H, Akyuz M, Yakut N, Aslan O, Akyuz D, Ozcem B, et al. Comparação de duas técnicas cirúrgicas para endarterectomia da carótida: convencional e eversão. Neurosurgery. 2014;60(1-2):33-7.

66. Ricco JB, Marchand C, Neau JP, Marchand E, Cau J, Fébrer G. Enxertos de bypass carotídeo protéticos para lesões ateroscleróticas: um estudo prospetivo de 198 casos consecutivos. Eur J Vasc Endovasc Surg Off J Eur Soc Vasc Surg. março de 2009;37(3):272-8.

67. Irace L, Martinelli O, Stumpo R, Trenti E, Fornasin FR, Laurito A, et al [Bypass carotídeo-carotídeo. Indicações e resultados]. Minerva Cardioangiol. junho de 2003;51(3):329-35.

68. Voirin L, Magne JL, Farah I, Sessa C, Chichignoud B, Guidicelli H. [Revascularizações carotídeas por enxerto venoso: resultados a longo prazo]. Memórias do Acad Chir. 1997;122(5-6):346-50.

69. Lawrence PF, Alves JC, Jicha D, Bhirangi K, Dobrin PB. Incidência, tempo e causas de isquemia cerebral durante endarterectomia carotídea com anestesia regional. J Vasc Surg. Feb 1998;27(2):329-34; discussão 335-337.

70. Halsey JH. Riscos e benefícios da derivação na endarterectomia carotídea. The International Transcranial Doppler Collaborators. Stroke. Nov 1992;23(11):1583-7.

71. Pinkerton JA. EEG como critério para a necessidade de shunt na endarterectomia carotídea. Ann Vasc Surg. Nov 2002;16(6):756-61.

72. Rothwell PM, Gutnikov SA, Warlow CP, European Carotid Surgery Trialist's Collaboration. Reanálise dos resultados finais do European Carotid Surgery Trial. Stroke. Fev 2003;34(2):514-23.

73. De Borst GJ, Moll FL, van de Pavoordt HD, Mauser HW, Kelder JC, Ackerstaf RG. Acidente vascular cerebral devido a endarterectomia carotídea: quando e como reduzir a taxa de acidente vascular cerebral perioperatório? Eur J Vasc Endovasc Surg Off J Eur Soc Vasc Surg. junho de 2001;21(6):484-9.

74. Ross CB, Ranval TJ. Uso intra-operatório de stents para o tratamento de pontos finais inaceitáveis da artéria carótida interna distal durante a

endarterectomia carotídea: resultados a curto e médio prazo. J Vasc Surg. Sept 2000;32(3):420-7; 427-8.

75. Regina G, Angiletta D, Impedovo G, De Robertis G, Fiorella M, Carratu' MR. A dexametasona minimiza o risco de lesão do nervo craniano durante o CEA. J Vasc Surg. Jan 2009;49(1):99-102; discussão 103.

76. Biller J, Feinberg WM, Castaldo JE, Whittemore AD, Harbaugh RE, Dempsey RJ, et al. Guidelines for carotid endarterectomy: a statement for healthcare professionals from a Special Writing Group of the Stroke Council, American Heart Association. Circulation. 10 de fevereiro de 1998;97(5):501-9.

77. North American Symptomatic Carotid Endarterectomy Trial Collaborators, Barnett HJM, Taylor DW, Haynes RB, Sackett DL, Peerless SJ, et al. Efeito benéfico da endarterectomia carotídea em doentes sintomáticos com estenose carotídea de alto grau. N Engl J Med. 15 de agosto de 1991;325(7):445-53.

78. Kownator S. Monitorização por ultra-sons após endarterectomia carotídea: uma revisão crítica. Ann Cardiol Angéiologie. Jan 2004;53(1):44-8.

79. O'Donnell TF, Rodriguez AA, Fortunato JE, Welch HJ, Mackey WC. Gestão da estenose carotídea recorrente: as lesões assintomáticas devem ser tratadas cirurgicamente? J Vasc Surg. agosto de 1996;24(2):207-12.

80. Ballard JL, Romano M, Abou-Zamzam AM, Teruya TH. Angioplastia com patch da artéria carótida: impacto e resultado. Ann Vasc Surg. Jan 2002;16(1):12-6.

81. Lal BK, Beach KW, Roubin GS, Lutsep HL, Moore WS, Malas MB, et al. Restenosis after carotid artery stenting and endarterectomy: a secondary analysis of CREST, a randomised controlled trial. Lancet Neurol. Sep 2012;11(9):755-63.

82. Gasparis AP, Ricotta L, Cuadra SA, Char DJ, Purtill WA, Van Bemmelen PS, et al. Endarterectomia carotídea de alto risco: facto ou ficção. J Vasc Surg.

Jan 2003;37(1):40-6.

83. Ricco JB, Lemonnier T, Koskas F, Marchand C. Tratamento da estenose carotídea: cirurgia, o padrão de ouro. Imprensa Médica. setembro de 2004;33(16):1108-12.

84. Rockman CB, Castillo J, Adelman MA, Jacobowitz GR, Gagne PJ, Lamparello PJ, et al. Endarterectomia carotídea em pacientes do sexo feminino: as preocupações do Asymptomatic Carotid Atherosclerosis Study são válidas? J Vasc Surg. Feb 2001;33(2):236-40; discussão 240-241.

85. Roubin GS, New G, Iyer SS, Vitek JJ, Al-Mubarak N, Liu MW, et al. Resultados clínicos imediatos e tardios do stenting da artéria carótida em pacientes com estenose sintomática e assintomática da artéria carótida: uma análise prospetiva de 5 anos. Circulation. 30 Jan 2001;103(4):532-7.

86. Rothwell P m., Slattery J, Warlow C p. A Systematic Comparison of the Risks of Stroke and Death Due to Carotid Endarterectomy for Symptomatic and Asymptomatic Stenosis. Stroke. Feb 1996;27(2):266-9.

87. AbuRahma AF, Hannay RS, Khan JH, Robinson PA, Hudson JK, Davis EA. Estudo prospetivo randomizado de endarterectomia carotídea com politetrafluoroetileno versus remendo de Dacron impregnado de colagénio (Hemashield): resultados perioperatórios (30 dias). J Vasc Surg. Jan 2002;35(1):125-30.

ÍNDICE DE CONTEÚDOS

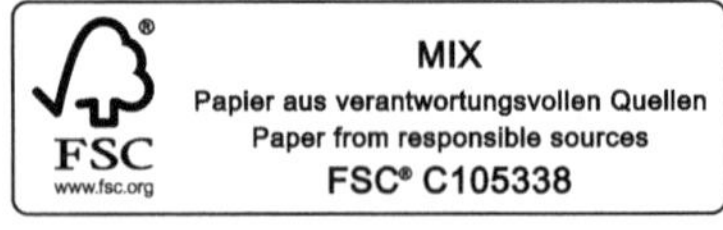

Printed by Books on Demand GmbH, Norderstedt / Germany